QUELQUES MOTS

SUR LA

FIÈVRE RHUMATIQUE

DÉDIÉS

A L'ACADÉMIE IMPÉRIALE DE MÉDECINE.

PAR

LE DOCTEUR HIARD,

DE MUGRON (Landes).

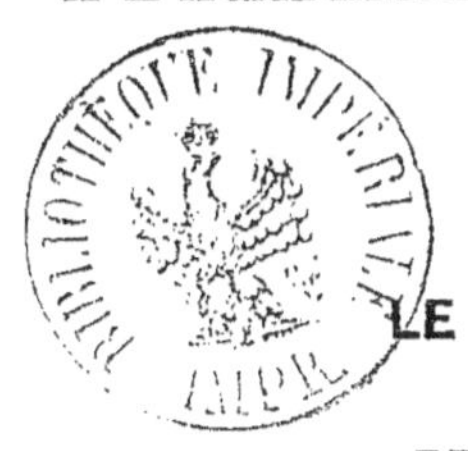

> Forsan et hæc olim meminisse juvabit.
>
> VIRGILE.

Les différents phénomènes morbides qui, depuis environ trois mois, affectent dans les Landes, et, peut-être dans toute la France, le caractère épidémique, ne sont, en partie, que le résultat de l'action du froid humide. Nous nous serions décidé à en donner *in-extenso* l'historique,, s'ils n'étaient tous plus ou moins implicitement renfermés dans les pages qui suivent.

Hiard.

DAX

F. DUBARREAU, IMPRIMEUR,

PLACE DE LA FONTAINE CHAUDE, 3.

1861

AVANT-PROPOS.

Les quelques mots que nous livrons au public, mais spécialement à l'Académie Impériale de Médecine, tomberont, nous en sommes convaincu, dans un oubli momentané. Il est même probable qu'il n'en sera pas fait mention, vu la nouveauté du sujet, vu le peu de talent qui a présidé à la rédaction de ce qui n'est qu'un jet de plume, de ce qui aurait demandé des exemples et des développements; mais, cette dernière nécessité n'étant ni dans nos goûts, ni dans nos vues, ni dans nos loisirs, nous avons dû nous borner à appeler l'attention sur un point, selon nous de première utilité, bien convaincu qu'un jour, un homme d'inspiration et de talent retirera nos idées de la tombe où elles auron tété, un instant, ensevelies avec nous, pour leur donner toute la valeur qu'elles nous semblent renfermer. Aussi, reprenant notre épigraphe, croyons-nous pouvoir répéter avec une confiance capable d'amoindrir ce qu'elle offre de douteux : « *forsan et hæc olim meminisse juvabit !!!...... »*

FIÈVRE RHUMATIQUE.

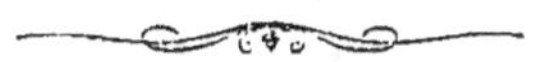

Existe-t-il une fièvre rhumatique ?.....

C'est une étrange question, si cette déno-
mination ne représente à l'esprit qu'une identité
symptomatologique entre ce que nous appelons
fièvre rhumatique et les fièvres rhumatismales
et catharrales.

Tout le monde est d'accord sur ce point,
que les fièvres rhumatismales et catharrales
ne sont que le reflet de différentes localisations ayant généralement pour cause l'action
du froid, du froid humide, surtout.

Si plusieurs fièvres catharrales ont pour
siége les organes de la vie végétative, la fièvre
rhumatismale, proprement dite, se fixe de
préférence sur les organes de la vie de relation, et ce n'est guère que ce siége qui la
fait reconnaître. La fièvre rhumatique, au
contraire, quoiqu'ayant aussi pour siége les
nerfs de la vie de relation, en tant qu'une
transition de température a excité leur sensibilité, leur mode d'action, affecte, surtout, le
jeu du grand et du moyen sympathique, et, par
conséquent, les organes et les fonctions qui
sont sous leur dépendance.

Quant à la causalité de la fièvre rhumatique, elle est la même que celle des fièvres rhumatismales et catharrales; mais, elle en diffère en ce qu'ayant pour siége le système nerveux, en général, dont elle trouble les fonctions, cette localisation, en en jugeant d'après le silence des auteurs, est restée, jusques ici, inaperçue. Cela tient à ce que *l'élément douleur* qui, d'ordinaire, est le point capital du rhumatisme, fait ici défaut, aussi bien que tout autre signe matériel. La fièvre rhumatique pure, celle qui ne se décèle que par des dérangements fonctionnels, que par les troubles de l'innervation, n'est donc qu'une sorte de rhumatisme général : c'est la vie qui a été ébranlée par les transitions de température.

Par l'action du froid humide, surtout, les fonctions de la peau languissent, le sang est refoulé à l'intérieur, le système nerveux se trouve agacé d'une manière particulière, et, sans que les localisations concomittantes des fièvres rhumatismales et catharrales, *tuméfaction, douleur, toux, flux,* se manifestent, surtout d'une façon tranchée, il en résulte le même ensemble de symptômes qui accompagnent, aussi, ces diverses localisations : chaleur vive, *picotante ;* pouls généralement dur, élevé, vibrant, souvent de l'insomnie, d'où abus d'opium ; de ces exacerbations fébriles donnant soit à la fièvre rhumatique, soit aux fièvres rhumatismales et catharrales, une grande ressemblance ou à la fièvre rémittente, d'où abus de la quinine, ou à une fièvre inflammatoire qu'on est tout surpris (faute de vésicatoires) de voir se perpétuer indéfiniment, lorsqu'on n'a pas mis en usage le traitement que nous indiquerons bientôt.

Il n'est pas étonnant, comme cela est arrivé à quelques-uns de nos confrères, auxquels en parlant de fièvre rhumatique en face de tel ou tel malade, nous avons paru parler hébreu, (au point même d'exciter quelquefois leur hilarité), il n'est pas étonnant, disons-nous, qu'ayant à agir contre un état fébrile qu'ils ne savaient pas définir, vu l'absence d'un état local suffisamment déterminé, ils n'aient pas méthodiquement agi pour le combattre, et l'aient vu ainsi se perpétuer indéfiniment, un mois, deux mois, trois mois.

Les uns, et c'était le moindre mal, de croire à une fièvre inflammatoire, d'où l'abstention de tout vésicatoire ; les autres, à une fièvre ré-. mittente, d'où excitation quinique, quelquesuns faisant la médecine du symptôme *brut*, d'employer l'opium contre une insomnie concommittante et de faire passer la fièvre rhumatique à l'ataxie ou au typhisme.

Quoiqu'il en soit de nos appréciations, et c'est ce qui nous fait prendre la plume, nous sommes convaincu que nos confrères en foulant aux pieds toute idée préconçue, ne tarderont pas à reconnaître, comme nous, qu'aux différents changements de saison, surtout, il existe, d'ordinaire, une épidémie de ce que nous appelons fièvre rhumatique : c'est-à-dire, un état fébrile sans autre lésion *nécessaire* qu'un ébranlement du système nerveux, ayant sa source, sa cause déterminante, dans les transitions de température.

A cet état, nous le savons, se lie souvent dès le début ou dans le cours de la maladie, quelque symptôme ou rhumatismal ou catharral ; mais, la fièvre rhumatique peut exister pure de toute localisation autre que celle de l'ébranlement du système nerveux, ou bien, cette localisation n'arrive que par la continuité de la fièvre, ou bien, encore, les lésions locales ne sont pas en rapport d'intensité avec l'état fébrile, et vice-versa. Ce désaccord est encore une des causes qui induisent en erreur la plupart des observateurs sur la nature du mal qu'ils ont à combattre.

La fièvre rhumatique, identique par sa cause et quelques-unes de ses manifestations avec l'impulsion fébrile, ou rhumatismale ou catharrale, n'exige guère, à quelques modifications près, d'autre méthode de traitement.

Quand, dans un état rhumatique, il y a chaleur forte, *picotante*, pouls dur, vibrant, il faut procéder à une soustraction de sang suffisante pour détruire l'éréthisme ou orgasme circulatoire, puis, purger le malade et mettre, dès le lendemain de la purgation, un vésicatoire, soit au bras, soit à la jambe. — Lorsque la fièvre rhumatique est sans éréthisme saillant, une purgation seule ou aidée d'un vésicatoire amène promptement l'équilibre.

A moins que l'on n'ait à faire avec une vieillesse avancée, les fièvres rhumatiques graves, ainsi traitées, résistent rarement plus de quinze jours, et celles qui sont moins marquées, cèdent, d'ordinaire, le sixième, quelquefois même, dès le troisième jour. Traitées différemment, pour peu qu'elles soient intenses, elles durent un temps indéfini et peuvent même, en amenant des désordres organiques, finir d'une manière fatale. Nous avons observé quelques cas de fièvre rhumatique où la chaleur excessive de la peau n'ayant pu céder ou diminuer sous l'influence des saignées, ce résultat a été produit dans quelques instants par l'eau froide en boisson et lavement.

Ainsi donc, quand dans une fièvre rhuma-tique compliquée ou non de quelque accident rhumatismal ou catharral, névralgie, douleur musculaire, gonflement des articulations, etc., on a suffisamment combattu l'éréthisme par des soustractions sanguines seules ou aidées de l'action de l'eau froide, qu'on a, aussi, hors le cas de diarrhée et de vomissements, accidents qui dispensent d'ordinaire d'ôter du sang, qu'on a, disons-nous, purgé le malade, un vésicatoire, en favorisant les fonctions de la peau et en substituant son excitation à *l'agacement particulier, (surtout marqué par la tenacité de*

la chaleur picotante que le froid a produit
dans le système nerveux), détermine le rappel
de la transpiration insensible ou une diapho-
rèse qui amène l'équilibre et la guérison.

Nous terminerons en fixant l'attention sur
ces points : que si, avant d'avoir détruit ou
suffisamment amoindri l'éréthisme, trompé par
l'allure rémittente de la fièvre rhumatique, on
a provoqué une surexcitation quinique, cette
excitation inopportune se dissipe néanmoins
par la plus petite saignée. Si, au contraire,
comme cela a lieu dans tout état fébrile un
peu intense, sous prétexte de vaincre la douleur ou l'insomnie, on a recours à l'opium
avant, surtout, la cessation de l'éréthisme, il
en résulte un changement si grave dans la
nuance morbide, que l'on n'a plus affaire qu'à
l'ataxie ou au typhisme ; accidents artificiels
bien plus fâcheux que ces mêmes accidents,
lorsqu'ils n'ont pas été provoqués par les
narcotiques. Si ce n'est que de nos jours
qu'on parle tant de rhumatisme cérébral, c'est
que cette métastase est devenue plus fréquen-
te depuis le traitement du rhumatisme par la
quinine et par l'opium, depuis que la médecine moderne, dépourvue de tout esprit d'a-
nalyse et de synthèse, a trop cessé d'obéir aux
bonnes inspirations de Broussais, pour ne sui-
vre qu'une thérapeutique anarchique et d'ex-
pédients. Ce n'est pas, selon nous, directement,
que l'on peut généralement combattre les élé-

ments *insomnie* et *douleur* par l'opium. La douleur et l'insomnie ne sont que des résultats, et il est bien plus logique de combattre les circonstances qui font que ces phénomènes sont. — Nous tromperions-nous? Ne serait-il pas mieux de reposer sa tête sur l'oreiller de l'habitude que de se tourmenter pour la recherche de la nature des causes?.. Tout ce que nous pouvons dire ici, c'est que nous nous passons presque constamment d'opium, sans que nos malades y perdent rien, et que, du reste, entre l'abus et l'usage il y a une différence : que l'opium nous a paru toujours nuisible, donné pendant un *certain degré d'éréthisme sanguin.*

Après cette disgression, oui, nous le répétons, il existe une fièvre rhumatique, c'est-à-dire, une sorte de rhumatisme nerveux, général, se manifestant par la fièvre, sans qu'il soit nécessaire que cette fièvre soit accompagnée des symptômes locaux qui constituent d'ordinaire le rhumatisme et l'état catharral. Nous ajoutons que cette fièvre est généralement méconnue dans son principe, le froid humide, et que, lorsque des symptômes locaux de nature rhumatismale ou catharrale viennent s'y adjoindre, mais faiblement, elle reste encore méconnue, et qu'alors, la localisation n'est souvent considérée que comme une complication intercurrente de nature différente.

Nous n'avons voulu parler d'aucun fait isolé en particulier, vu que les cas de cette forme morbide sont si fréquents, surtout en automne et en hiver, quoique les autres saisons n'en soient pas complètement à l'abri, qu'il sera facile à quiconque se pénètrera bien de ce que nous venons de dire, de faire assez bon nombre d'observations, pour se convaincre que nous n'avons rien avancé qui ne soit l'expression de la vérité.

Résumons : l'action du froid, du froid humide, surtout, au lieu de produire les phénomènes décrits sous les noms de rhumatisme, névralgie, catharre, oreillons ; au lieu de produire certaines coliques, certaines néphrites, etc., etc. ainsi que la fièvre rhumatismale, résultant de ces localisations, agit souvent sur la peau, sur la sensibilité générale perçue ou non perçue, sur le système nerveux, en un mot, pour déterminer ce que nous appelons fièvre rhumatique. Cet état peut exister sans autre localisation que celle de l'ébranlement de l'innervation qui a sa source, son aliment, et dans l'arrêt plus ou moins complet de la transpiration et dans l'agacement particulier du système nerveux ; d'où, une concentration vitale, oscillant sur différents organes et pouvant les altérer à la longue, si l'on n'a pas recours au traitement que nous avons indiqué.

Un pouls dur et vibrant, une chaleur qui donne à la main du médecin un picotement analogue à celui que l'on ressent quand on a touché de la neige, caractérisent, le plus souvent, la fièvre rhumatique. Toutefois, ces signes ne

sont pas constants, et alors on ne peut guère
juger de la fièvre rhumatique que par voie
d'exclusion, que par quelques douleurs rhumatismales actuelles ou antérieures, que par
l'épidémie régnante et par le succès constant
d'un traitement identique.

Ce qu'il y a de saillant dans la fièvre rhumatique, est, ou l'absence totale d'une localisation, ou une localisation insignifiante ne
concordant pas avec l'état morbide que l'on
a sous les yeux.

Les médecins *localisateurs* restent sans opi-
nion bien tranchée devant un état rhumatique et
sont réduits à la thérapeutique décousue du symptôme. Vu l'absence de localisation, aucun d'eux ne
songe à l'action puissante du vésicatoire, lorsqu'il
s'agit de rétablir les fonctions de la peau, ce
qui ne doit point étonner, puisqu'aucun d'eux
ne voit *rien à révulser*, qu'aucun ne pense à
l'arrêt de la transpiration, la principale
cause du mal. Si quelque symptôme rhumatismal se présente, ils le considèrent, s'il
est faible, comme une éventualité n'ayant au-
cune connexion avec l'état fébrile : de là, la
croyance, s'il y a des exacerbations, ordinai-
rement nocturnes, à l'existence d'une fièvre
rémittente contre laquelle on prodigue inuti-
lement la quinine.

Il résulte de tout ceci que ce qui différencie
seulement les fièvres rhumatique et rhumatismale, c'est que, selon les idées générales, la

fièvre rhumatismale présuppose certaines localisations dont cette fièvre ne serait que le résultat, et que la fièvre rhumatique, non-seulement est indépendante de toute localisation autre que celle d'une modification de l'innervation, mais, même que lorsqu'une localisation existe, cette localisation est l'effet et non la cause de l'ébranlement de la sensibilité.

Nous ne nions cependant pas que l'intermittence ne puisse dans son cours, vers la fin surtout, compliquer, soit la fièvre rhumatique, soit la fièvre rhumatismale ; mais, le fait est rare et la quinine, à moins que l'intermittence ne se prononce après la cessation de l'action ou rhumatique, ou rhumatismale, reste le plus souvent sans valeur.

Si nous n'avons indiqué pour traitement que notre méthode générale, c'est que, d'ordinaire, elle réussit. Nous avons, dans quelques cas faciles à saisir, employé avec avantage les frictions et les lotions camphrées ; quand nous avons eu à combattre des vomissements dûs à la concentration rhumatique, une compresse d'eau-de-vie camphrée et éthérée sur l'épigastre, les a promptement enlevés avec ou sans l'aide des sinapismes ; quant à l'insomnie, elle a disparu sans agir directement contre elle, soit par les narcotiques ou autrement ; il en est de même de l'élément *douleur*.

A propos de fièvre rhumatique, il serait peut-être convenable d'élever cette question : Existe-t-il un virus rhumatismal ?... Quoique le rhumatisme n'ait été reconnu ou décrit que vers le seizième siècle, l'action du froid paraissant presque seule nécessaire au développement de cette maladie, l'existence supposée d'un virus semble n'être qu'une puérilité; mais, comment, alors, le rhumatisme ne serait-il pas aussi ancien que le plus ou moins de calorique?.... Heureusement si, *sublata causa tollitus effectus*, on peut dire aussi : *coërcito effectu fit causa inermis !!!*

Mugron, 15 Février 1861.

T. HIARD,

D. M. P.

P.-S.

Si dans le cours de cet opuscule, nous avons confondu sous cette expression générique de *fièvre rhumatismale* et les fièvres catharrales et toutes celles que l'on attribue aux différentes localisations dues, presqu'exclusivement, à l'action du froid, c'est que, par là, nous avons voulu conclure à une identité qui n'est modifiée que par la différence et de siège et d'altération locale ; c'est que, si toutes ces fièvres, sont, en partie, le reflet d'une lésion capable de saisir fortement l'attention du médecin, la fièvre rhumatique, par contre, à cause même de l'absence de tout état local au moins *nécessaire* et tant soit peu important, frappe moins les sens que la fièvre rhumatismale et appelle plus particulièrement l'attention du philosophe observateur.   T. H.